ACTION

DES EAUX DE VICHY

SUR LE TUBE INTESTINAL

(Mémoire présenté à la Société d'Hydrologie médicale de Paris)

PAR LE

Dr CHAMPAGNAT

MÉDECIN CONSULTANT AUX EAUX DE VICHY

PARIS

ADRIEN DELAHAYE, ÉDITEUR

Place de l'École-de-Médecine

—

1872

Paris. — Impr. FÉLIX MALTESTE et Cie, rue des Deux-Portes-Saint-Sauveur, 22

ACTION

DES EAUX DE VICHY

SUR LE TUBE INTESTINAL

(Mémoire présenté à la Société d'Hydrologie médicale de Paris)

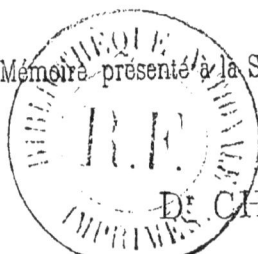

PAR LE

Dr CHAMPAGNAT

MÉDECIN CONSULTANT AUX EAUX DE VICHY

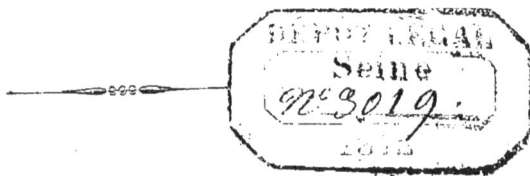

PARIS

ADRIEN DELAHAYE, ÉDITEUR

Place de l'École-de-Médecine

—

1872

ACTION

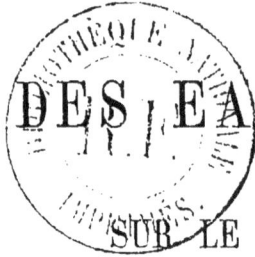

DES EAUX DE VICHY

SUR LE TUBE INTESTINAL

I

Les eaux de Vichy constipent-elles? sont-elles purgatives? ou ne modifient-elles en rien les fonctions intestinales?

A ces questions les réponses les plus contradictoires ont été faites par les médecins de cette station thermale.

Mareschal (*Physiologie des Eaux de Vichy*, 1642) dit que « ces eaux ne sont proprement purgatives. » Il a cependant observé des cas où l'eau minérale purgeait, car plus loin il ajoute : « toute leur vertu purgative consiste en la quantité qu'elles sont beuës. »

Pour Mareschal, les eaux de Vichy purgent donc, mais après un usage immodéré et par une véritable indigestion.

Claude Fouet *(Secret des bains et eaux de Vichy 1686)* croit à leurs propriétés purgatives : « Toutes ces fontaines, dit-il, sont purgatives, les unes plus, les autres moins..... »

Elles ont, d'après lui, des vertus « apéritives, désopilatives et purgatives. » Comme nous le verrons, Fouet est le seul auteur qui admette d'une façon aussi nette l'action purgative des eaux de Vichy et cela sans aucune restriction.

L'idée émise par Fouet fut adoptée par les médecins de l'époque qui, en envoyant leurs malades à Vichy, leur promettaient sans doute d'abondantes purgations. De nos jours, Petit a peine à concevoir comment une telle opinion a pu s'accréditer. La raison en est cependant bien simple : il est à craindre que Fouet, écrivant dans la dernière moitié du dix-septième siècle, ait sacrifié aux idées dont la comédie a perpétué le souvenir.

La réputation qu'avait alors Vichy de vertus si prononcées dut être pour plus d'un intendant des eaux un sujet d'embarras auprès des malades trompés dans leur attente. Aussi, en 1778, voyons-nous Desbrets protester. « Tous les médecins, tant de la capitale que des provinces, regardent les eaux de Vichy comme ayant particulièrement la propriété d'être purgatives, tandis que l'observation et l'expérience prouvent incontestablement qu'elles font presque toujours un effet contraire; c'est-à-dire qu'elles resserrent et qu'elles constipent le plus grand nombre des malades qui en font usage. » *(Traité des eaux minérales de Châteldon, de celles de Vichy et d'Hauterive)*.

Plus d'un demi-siècle après, Petit se range à l'avis de Desbrets. « La rareté des selles, dit-il, se remarque chez un si grand nombre de malades, surtout lorsqu'ils boivent ces eaux à doses modérées et en espaçant convenablement les verres pour qu'elles puissent être facilement digérées, qu'il semble étonnant que les médecins anciens les aient considérées comme étant purgatives. » Et plus loin : « Chez un certain nombre de malades, ces eaux provoquent quelquefois plusieurs selles dans la journée..... En général, lorsqu'elles agissent comme purgatif, cela paraît tenir à quelques circonstances particulières, telles que, par exemple, l'existence de quelque affection intestinale, un mauvais régime, ou bien à ce que le malade en a bu plus que son estomac ne pouvait en supporter ; et encore souvent alors il succède à ce dérangement momentané une constipation opiniâtre que l'on est obligé de combattre, soit par des lavements, soit par quelques laxatifs. » *(Mode d'action des eaux miné-rales de Vichy, 1850.)*

Quelques années plus tard, en 1859, Barthez, dans la sixième édition de son *Guide pratique des malades aux eaux de Vichy* s'exprime ainsi : « L'action des eaux sur le tube intestinal détermine plus souvent la constipation que la diarrhée ; néanmoins s'il arrive parfois que, dans le cours du traitement, les selles soient augmentées, le dérangement ne tarde pas à s'arrêter ; si l'on diminue la quantité d'eau minérale pendant ce temps, la tolérance s'établit et il n'est pas rare de voir ensuite ces mêmes personnes sup-porter sans aucun autre dérangement des doses d'eau beaucoup plus fortes qu'auparavant. »

En décrivant les propriétés de chaque source, Barthez attribue seulement à la Grande-Grille une vertu purgative. « L'eau de la Grande-Grille déter-mine quelquefois de légères purgations. »

En 1856, le docteur Cahen lut une note à la Société d'hydrologie de Paris sur cette question : *Les eaux de Vichy sont-elles purgatives ?*

J'en extrais le passage suivant : « Cette opinion que les eaux de Vichy peuvent être purgatives était généralement admise autrefois ; elle est généralement repoussée à présent. Les anciens médecins préten-

daient que ces eaux purgeaient ; de nos jours on pré-
tend qu'elles constipent, et je vais essayer de démon-
trer que ces deux opinions sont toutes deux vraies,
ou fausses, suivant certaines circonstances. »

Le docteur Cahen ajoute : « L'opinion de Petit (1)
a été adoptée par tous les médecins de Vichy ; elle
fait autorité et tout d'abord j'ai pensé devoir m'y
conformer dans ma pratique. Mais les faits que j'ai
observés n'ont pas tardé à modifier ma manière de
voir. Je n'ai jamais constaté d'une manière bien évi-
dente que les eaux de Vichy déterminassent directe-
ment de la constipation. Sans doute j'ai vu la constipation exister chez des individus faisant usage de ces
eaux, mais je n'ai pas remarqué qu'elle fût beaucoup
plus fréquente pendant l'administration des eaux que
dans les circonstances ordinaires de la vie ; je n'ai
surtout pas remarqué, bien que je l'aie recherché,
qu'elle survînt chez des personnes qui n'y fussent
pas sujettes habituellement. »

Alquié s'éleva fortement (trop sans doute), contre
les idées émises par le docteur Cahen. Il déclara
qu'il n'avait « rencontré aucun fait qui pût donner à
supposer que les eaux de Vichy fussent purgatives ;

(1) Je ferai remarquer que l'opinion de Petit est la même que celle que
Desbrets exprimait en 1778.

2

au contraire, il lui a fallu plus d'une fois recourir à des laxatifs pour combattre la constipation chez ceux qui faisaient usage de ces eaux. Si elles purgent elles-mêmes quelquefois, c'est à la manière des aliments mal digérés. D'un autre côté, il arrive souvent que les eaux de Vichy, en rétablissant les fonctions digestives troublées fassent cesser la constipation, mais sans produire aucunement la diarrhée. » M. Durand-Fardel se rangea à l'avis d'Alquié.

II

En présence d'opinions aussi contradictoires, une remarque vient à l'esprit : les médecins qui souvent ont formulé leur avis d'une manière aussi nette, n'ont présenté aucune statistique à l'appui. Des impressions personnelles ont dicté ces jugements, mais le dénombrement des cas de diarrhée et de constipation à la suite de l'usage de l'eau de Vichy n'a pas été fait.

Quel que soit le caractère de véracité que présente au premier abord une statistique, on sait de combien d'erreurs elle peut être entachée ; c'est souvent une addition d'unités différentes. Si cette remarque est vraie, en général, elle est surtout applicable à l'étude des effets produits par les eaux minérales. Que d'éléments hygiéniques et médicamenteux interviennent dans une cure thermale! quelle variété d'impressions en ressentira le malade !

Les causes d'erreurs seront, pour le cas particulier qui nous occupe, l'action sur le malade du changement d'habitudes, de lieu et de nourriture ; l'influence de la constitution épidémique régnante ; la dose d'eau minérale employée ; le moment de la journée où a lieu l'ingestion de l'eau et les médications thermales accessoires, bains, douches, etc...

Il faut le reconnaître, de toutes les causes d'erreur, la plus grande, qu'il importait le plus d'éviter, était celle inhérente à la constitution épidémique régnante. Si l'observation des malades en traitement à Vichy coïncidait avec une épidémie de diarrhée sévissant sur cette station thermale, la statistique s'écroulait d'elle-même ; en effet, les malades sont assez nombreux à Vichy à une époque de l'année (août et septembre) où parfois la constitution diarrhéique règne dans cette localité, comme partout ailleurs.

Je puis affirmer qu'en 1869, époque où j'ai pris à Vichy les observations qui feront la base du travail

que je vais présenter, aucune épidémie de diarrhée
n'a régné dans cette ville ; le tableau suivant mon-
trera que les malades en traitement ont échappé à
toute influence de ce genre.

TABLEAU N° 1.

**PARTIE des malades observés à Vichy, en 1869, atteints
de maladies de l'estomac ou autres (Chlorose, Maladies
du foie, Gravelle, Goutte, Diabète, Albiminurie, Catarrhe
vésical).**

CAS de diarrhée survenue aux différents mois.

MOIS	NOMBRE de MALADES Observés.	NOMBRE des cas de DIARRHÉE Survenue à Vichy.	PROPORTION des CAS DE DIARRHÉE.
Avril............	2	0	0
Mai............	7	0	0
Juin	20	4	le 5me
Juillet.........	49	7	le 7me
Août..........	35	6	le 6me
Septembre......	14	2	le 7me
TOTAUX......	127	19	Près du 7me

D'après l'inspection de ce tableau, il est donc juste de dire que les cas de diarrhée survenue pendant le traitement thermal n'étaient pas dus à une constitution épidémique, car ils sont assez également répartis dans les différents mois.

Quelque peu important que paraisse ce chiffre de 127 malades pour servir de base à une bonne statistique, je ferai remarquer qu'il n'est lui-même que la réduction d'un chiffre plus considérable de malades. Je n'ai pu, en effet, faire entrer dans ce tableau tous les malades observés. Il m'a fallu, pour ne pas fausser le résultat, éliminer certains cas. Pouvais-je, par exemple, tenir compte des observations faites sur des malades dont le traitement était brusquement interrompu par des coliques, soit néphrétiques, soit hépatiques, ou par un accès de goutte ?

Je n'ai pas compris dans ma statistique les malades ayant pris les eaux de Vichy à doses immodérées ; dans ces conditions je ferai remarquer que ces eaux ne purgent pas aussi souvent qu'on pourrait le croire ; mais elles déterminent surtout de la lassitude, de l'insomnie et souvent des signes d'embarras gastriques, perte d'appétit, nausées.

Observation. — M. C..., âgé de 42 ans, venu à

Vichy en mai, a depuis deux ans des attaques assez
fréquentes de coliques hépatiques. Peu d'appétit.
Digestions longues avec sensation de pesanteur à
l'épigastre. Légère constipation. Le foie qui dépasse
de quatre travers de doigt les fausses côtes est sen-
sible à la pression.

J'engage M. C... à passer pour le moins un mois
à Vichy, à prendre les eaux (Hôpital et Grande-
Grille) à doses modérées, en arrivant progressive-
ment à celle de 500 grammes par jour. M. C...
objecte que la saison à Vichy n'est que de vingt et
un jours. Après quelques explications, je crois lui
avoir fait comprendre que cette limite de vingt et un
jours appliquée à toutes les maladies, sans tenir
compte des conditions individuelles, n'a pas de
raison d'être. Au bout de huit jours de traitement,
je revois M. C..., qui ayant persisté à ne vouloir
rester que trois semaines, m'avoue avoir pris plus de
douze verres par jour. L'appétit a disparu. Sensation
de fatigue dans les jambes. Céphalalgie. Insomnie.
La constipation loin de diminuer n'a fait qu'augmenter.

Il ne s'agira dans la statistique que je présenterai
que de malades ayant, autant que possible, pris les
eaux à doses modérées, c'est-à-dire atteignant, mais

rarement et seulement comme maximum un litre par jour.

Dans cette étude je ne pouvais admettre les malades qui, soit à la suite de l'impression du voyage, ou du changement de nourriture, soit par une disposition particulière des voies digestives, présentent de la diarrhée à leur arrivée à Vichy, après l'usage d'un verre ou deux d'eau minérale. Ce que l'on voit alors rappelle les vomissements, aussi rares, il est vrai, observés chez certaines personnes après l'ingestion d'un demi-verre d'eau de Vichy. Dira-t-on dans ces cas que l'eau minérale a un effet purgatif, ou vomitif? Évidemment non.

La température de la source, soit chaude, soit froide, ne m'a pas paru avoir sur la diarrhée une action notable. Partant de cette donnée, de notoriété vulgaire, qu'un verre d'eau froide pris le matin à jeun peut provoquer la diarrhée, on avait pensé que dans ces conditions l'usage des sources froides de Vichy, pouvait faire apparaître des selles diarrhéiques. Sur les dix-neuf cas de diarrhée signalés plus haut, je ne trouve que trois observations venant à l'appui de cette opinion. Dans ces trois cas il y a eu deux fois usage de l'eau des Célestins. Chez d'autres malades, prenant cette eau le matin à jeun, je n'ai pas vu la diarrhée survenir. Je vais rapidement analyser les observations où elle apparaît à la suite de l'usage de l'eau minérale froide, prise le matin.

Observation. — Mme B***, 60 ans, venue à Vichy en juillet. Coliques hépatiques, dyspepsie, anémie ; ne peut se décider à boire aux sources chaudes. A la suite de l'usage de l'eau du puits Lardy, à la dose de 200 grammes matin et soir, la diarrhée survient après quinze jours de traitement, dure quatre à cinq jours et cesse après l'emploi de lavements laudanisés.

La répugnance qu'avait Mme B*** pour l'eau minérale est une garantie pour moi que la malade n'a pas dépassé la dose ordonnée.

Observation. — Mme Bo..., 58 ans, venue à Vichy en août. Goutte, anorexie, dyspepsie flatulente. Habituellement constipée. Eau des Célestins le matin ; eau du puits Lardy le soir. Diarrhée après douze jours de traitement. Quitte Vichy le vingtième jour : appétit, digestions meilleures.

Observation. — Mme Ber..., 52 ans. Coliques néphrétiques. Actuellement aucun état maladif.

Traitement : eau des Célestins matin et soir.

Diarrhée au dixième jour, cessant d'elle-même après trois jours.

Je ferai remarquer que la diarrhée n'arrive qu'après quelques jours de traitement, en général après le premier septénaire.

Il ne m'a pas été possible de faire la part qui revient à chaque source : sous ce rapport il y a une remarque à faire. Très-rarement la maladie se présente dégagée de toute complication ; il y a donc indication de combiner dans le traitement thermal l'action de deux et rarement trois sources.

Un graveleux dyspeptique fera usage de l'eau des Célestins et de celle de l'Hôpital. Les chlorotiques dyspeptiques auront recours aux sources ferrugineuses (Mesdames et Lardy) et à la source de l'Hôpital, etc... Dans ces cas il est impossible de reconnaître l'action de telle ou telle source.

Quant à la Grande-Grille signalée par Barthez comme essentiellement purgative, je n'ai vu son action laxative bien nette que dans un cas.

Observation. — M. V*** 56 ans, malade depuis un an. Dyspepsie, pyrosis, anémie ; selles normales. S'est enrhumé en venant à Vichy ; la toux empêche le sommeil ; je lui ordonne de boire l'eau du puits

Chomel matin et soir, pas de bains. Le malade après vingt jours de traitement peut prendre les bains. Je lui ordonne l'eau de l'Hôpital ; il en prend un demi-verre ; sensation de pesanteur à l'épigastre pendant près d'une heure après l'avoir bue. Le lendemain le malade fait usage de l'eau de la Grande-Grille ; quatre jours après, diarrhée.

Les causes d'erreurs étant soigneusement écartées, j'ai recherché les modifications apportées par l'usage des eaux de Vichy sur les fonctions intestinales en tenant compte de l'état de ces dernières avant le traitement thermal.

TABLEAU N° 2

État des fonctions intestinales avant l'arrivée des malades à Vichy, et modifications survenues pendant la cure thermale.

ÉTAT ANTÉRIEUR au TRAITEMENT THERMAL	SELLES APRÈS QUELQUES JOURS DE TRAITEMENT		
	Selles normales	Constipation	Diarrhée
47 malades avec des selles normales	30	10	7
79 constipés	17	50	12
4 ayant la diarrhée	1	0	3
TOTAL 130 MALADES			

D'après ce tableau nous voyons :

1° Que parmi les malades arrivant à Vichy avec des selles normales, le cinquième devient constipé sous l'influence du traitement thermal et près du septième prend la diarrhée. La constipation est donc plus fréquente que la diarrhée. Je ferai remarquer que plus du tiers de ces malades ont les fonctions intestinales modifiées.

2° Comme conséquence de la fréquence de la constipation par les eaux de Vichy, nous voyons la plus grande partie des malades primitivement constipés rester dans cet état pendant le traitement (50 sur 79). Remarquons la grande fréquence de la constipation chez les malades à leur arrivée à Vichy : chez ceux-ci elle ne fait souvent qu'augmenter pendant la cure. D'autre part, un peu moins du sixième des malades est atteint de diarrhée et un peu plus du cinquième prend des selles normales.

3° Quant aux quatre malades arrivant à Vichy avec la diarrhée, un seul reprend des selles normales et les trois autres continuent à avoir la diarrhée pendant le traitement.

Il résulte de cette statistique que les eaux de Vichy ont plus de tendance à la constipation qu'à la diarrhée, mais que ce dernier phénomène est loin

d'être rare, puisque plus du sixième des malades con-
tracte la diarrhée pendant le traitement.

J'ai cherché à me rendre compte si les modifications
intestinales variaient suivant les sexes.

TABLEAU N° 3

INFLUENCE DU SEXE

ÉTAT ANTÉRIEUR au TRAITEMENT THERMAL	SELLES après quelques jours DE TRAITEMENT	**73** HOMMES	**57** FEMMES
Selles normales 47	Selles normales....	16	24
	Constipation	8	2
	Diarrhée	5	2
	TOTAL...	29	18
Constipation 79	Selles normales....	9	8
	Constipation	26	24
	Diarrhée	6	6
	TOTAL...	41	38
Diarrhée 4	Selles normales....	1	0
	Constipation	0	0
	Diarrhée.........	2	1
	TOTAL...	3	1

Les malades habituellement constipés (hommes ou femmes), subissent sensiblement les mêmes effets. Quant aux malades dont les selles étaient normales avant leur arrivée à Vichy, nous voyons, sur 18 femmes, 2 devenir constipées, et 2 prendre la diarrhée, tandis que sur 29 hommes, 16 gardent des selles normales et 13 éprouvent, soit de la constipation (8) soit de la diarrhée (5). D'où comme conclusion : 1° les femmes constipées primitivement (en plus grand nombre que les hommes), éprouvent à Vichy les mêmes effets que ceux-ci. 2° Les femmes, ayant habituellement des selles normales, subissent moins l'influence du traitement que les hommes dont les garde-robes étaient normales avant le traitement.

Le tableau n° 1 comprend les malades atteints ou non de maladies de l'estomac, or, il était intéressant de savoir ce que devenaient les fonctions stomachales pendant le séjour même de Vichy chez les personnes atteintes de maladies de l'estomac. Par le tableau suivant, nous verrons si la tendance à la diarrhée est favorable au malade.

TABLEAU N° 4

Effet immédiat des eaux de Vichy, dans les maladies non organiques de l'estomac, compliquant ou non une autre maladie.

ÉTAT DES SELLES à la suite DU TRAITEMENT THERMAL	ÉTAT DES MALADES en quittant Vichy, sous le rapport DES FONCTIONS DE L'ESTOMAC			NOMBRE DE MALADES
	Même état.	Mieux.	Plus mal.	
I. — Les selles restent normales comme avant le traitement.	3	17	0	20
II. — La constipation est remplacée par des selles normales.	1	12	1	14
III. — La constipation persiste.	14	15	1	30
IV. — Sont devenus constipés	3	7	0	10
V. — Ont pris la diarrhée.	1	11	1	13
TOTAUX.....	22	62	3	87

De l'examen de ce tableau, nous pouvons tirer les conclusions suivantes.

Les circonstances favorables au rétablissement des fonctions de l'estomac seront :

La persistance des selles normales pendant le traiment (I).

L'apparition des selles normales succédant à la constipation (II).

L'apparition de la diarrhée (V).

Les circonstances défavorables seront :

La persistance de la constipation (III).

L'apparition de la constipation (IV).

Je ferai remarquer que :

Sur 87 malades dont les deux tiers ont eu les fonctions de l'estomac améliorées à Vichy,

13	—	ont été pris de diarrhée;
10	—	sont devenus constipés;
30	—	sont restés constipés.

Entre autres observations de malades purgés par les eaux de Vichy et dont les fonctions digestives ont été améliorées, je rapporterai les suivantes :

Observation. — M. Ch..., âgé de 35 ans, venu à Vichy en juillet 1869, est convalescent d'une fièvre intermittente qui durait depuis un an et n'a cessé que quinze jours avant le traitement thermal. Anémie; forces perdues. Peu d'appétit; dyspepsie flatulente. Engorgement de la rate ; douleur spontanée dans le flanc gauche. Légère constipation. Après six jours de traitement (Hôpital et Lardy) la diarrhée se déclare, dure trois à quatre jours; à partir de ce moment, l'appétit revient, les forces augmentent. Après vingt-quatre jours de traitement, M. Ch... quitte Vichy : appétit normal, flatulences moindres et rendues plus facilement. La douleur du côté gauche a disparu; l'engorgement de la rate n'a pas diminué. Le malade était sujet à des transpirations abondantes qui ont cessé.

Observation. — Mme G..., âgée de 32 ans, venue à Vichy en juin, a des digestions difficiles depuis plusieurs années. Elle est atteinte, pour la première fois, il y a un an, de coliques hépatiques. N'a pas eu de coliques depuis quelques semaines; en tout six accès. Depuis la dernière colique les fonctions digestives se font très-mal. Peu d'appétit; les aliments acides donnent des aigreurs; dyspepsie flatulente, somnolence après les repas. Constipation opiniâtre; les garde-robes ne sont possibles que par l'usage des lavements. Amaigrissement; perte des forces. Après douze jours de traitement (Hôpital et Grande-Grille), la diarrhée se déclare. Les fonctions digestives vont en s'améliorant. Au vingt-septième jour du traitement, Mme G... quitte Vichy et, suivant ses propres expressions, « depuis plusieurs mois, elle ne digérait pas aussi bien qu'actuellement. » Les selles étaient normales, au départ.

III

Comment les eaux de Vichy modifient-elles les fonctions intestinales et comment peuvent-elles produire des effets aussi variables ?

L'action des eaux minérales est une action très-complexe comme la composition même de ces eaux ; pour juger du résultat produit, il est nécessaire de tenir compte des différents principes entrant dans leur composition. Rappelons cette composition pour quelques-unes des sources de Vichy ; elle est sensiblement la même pour toutes.

COMPOSITION DE L'EAU DE VICHY (Bouquet).

PRINCIPES MINÉRALISATEURS	GRANDE-GRILLE	HOPITAL	NOUVEAUX-CÉLESTINS	LARDY
Acide carbonique libre.....	0,908	1,067	1,299	1,750
Bicarbonate de soude.....	4,883	5,029	4,101	4,910
— de potasse....	0,352	0,440	0,234	0,527
— de magnésie...	0,303	0,200	0,554	0,238
— de strontiane..	0,303	0,005	0,005	0,005
— de chaux.....	0,434	0,557	0,699	0,710
— de protoxyde de fer........	0,004	0,004	0,044	0,028
— de protoxyde de manganèse.	traces	traces	traces	traces
Sulfate de soude.........	0,291	0,294	0,314	0,314
Phosphate de soude.......	0,130	0,046	traces	0,081
Arséniate de soude........	0,002	0,002	0,003	0,003
Borate de soude.........	traces	traces	traces	traces
Chlorure de sodium.......	0,534	0,518	0,550	0,534
Silice	0,070	0,050	0,065	0,065
Matière organique bitumineuse................	traces	traces	traces	traces
TOTAUX (pour 1000 grammes d'eau).	7,914	8,222	7,865	9,165

J'examinerai successivement l'action du bicarbonate de soude, du bicarbonate de magnésie, du sulfate de soude et de l'arséniate de soude.

Le bicarbonate de soude est en quantité considérable par rapport aux autres sels. Comme toutes les
substances qui ne peuvent servir à la nutrition des
tissus, dès qu'il aura pénétré par absorption dans le
sang, son élimination commencera à se produire. Le
plus souvent, l'élimination a lieu par les urines,
comme le prouve l'alcalinité de l'urine une demi-heure
environ après l'ingestion de l'eau de Vichy ; deux
heures après, l'alcalinité de l'urine disparaît quand la
quantité d'eau minérale absorbée n'a pas dépassé un
verre. Dans ce cas, le bicarbonate de soude est essentiellement diurétique.

Mais son élimination peut avoir lieu d'une manière
tout exceptionnelle par l'intestin.

Qu'il me soit permis de rappeler le mode d'intro-
duction des substances salines dans le sang ; je ferai
bientôt l'application de ces connaissances à l'étude de
l'absorption du bicarbonate de soude.

Étant donné un liquide miscible à un autre, si ces
fluides sont séparés par une membrane, le fluide le
moins dense pénétrera au travers de cette membrane
pour diffluer le fluide le plus dense (expérience de

Dutrochet). Faisons l'application de cette loi aux liquides tenant en dissolution des substances salines destinées à atteindre les reins après avoir passé par imbibition dans les capillaires du tube digestif. Si la dissolution saline a une densité inférieure à celle du sang, c'est-à-dire moindre que 1028, la dissolution passera dans les capillaires et de là dans la circulation générale *(Physiologie de Müller)*. Si la dissolution a une densité supérieure à 1028, la partie liquide du sang ira se mêler à la solution saline introduite dans le tube digestif et les liquides intestinaux augmentant de quantité, il y aura purgation. Or, le bicarbonate de soude est une substance saline spécialement destinée à être éliminée par les reins; si sa dissolution dans l'eau de Vichy est inférieure en densité à celle du sang, il sera diurétique; si cette densité est supérieure il sera purgatif. La densité de l'eau de Vichy est peu considérable : elle est de 1003. On peut, du reste, la produire artificiellement. Avec 5 grammes de bicarbonate de soude dissous dans 1,000 grammes d'eau on obtient approximativement la même densité. Pour que la dissolution alcaline atteigne la densité de 1028, je trouve qu'il est nécessaire que la solution soit de 35 grammes de sel alcalin pour 1,000 grammes d'eau; or, une bouteille d'eau de Vichy ne con-

tient que 5 grammes de bicarbonate de soude.
Donc, comme règle générale, le bicarbonate de soude
ne donne et ne peut donner aucune propriété purgative à l'eau de Vichy. On ne peut donc dire que l'eau
de Vichy purge, prise à doses immodérées, comme
le font les alcalins à haute dose ; dans ce cas encore,
l'eau minérale augmentera la diurèse, car le passage
du liquide dans le sang aura toujours lieu par suite
de la faible densité de la dissolution alcaline. C'est ce
que démontre, du reste, la pratique thermale ; l'abus
des eaux détermine assez rarement de la purgation.
Donc, la grande quantité de bicarbonate de soude
introduite abusivement ne paraît que rarement
devoir déterminer de la diarrhée.

Dans certains cas, rares, il est vrai, une faible
quantité d'eau minérale détermine soit des vomissements, soit de la diarrhée ; la diarrhée apparaît alors
rapidement après l'ingestion de l'eau ; par une prédis-
position particulière l'absorption de l'eau n'a pas lieu.
Alors, quand la diarrhée apparaît, l'urine ne devient
pas alcaline ; la voie d'élimination du bicarbonate de
soude a été l'intestin.

Si l'on envisage l'action diurétique du bicarbonate
de soude, on comprend que, par suite de l'augmenta-
tion de la sécrétion urinaire, le suc intestinal dimi-

nue de quantité par une sorte de compensation, d'où la constipation par les eaux de Vichy. Il est probable que cette action diurétique l'emporte de beaucoup sur celle qui peut résulter d'une plus grande quantité de bile excrétée et due au bicarbonate de soude.

Le bicarbonate de magnésie et le sulfate de soude entrent en proportion peu considérable dans les eaux de Vichy. La magnésie, abstraction faite de l'acide carbonique auquel elle est unie dans l'eau, y existe à des doses variables de 8 à 15 centigrammes au plus par litre. Le sulfate de soude y atteint la dose maximum de 31 centigrammes dans quelques sources. On comprend qu'à ces doses on ne peut leur accorder des vertus purgatives bien grandes, puisque plus de 2 grammes de magnésie et 30 grammes de sulfate de soude sont nécessaires pour provoquer la diarrhée.

Il est un des éléments de l'eau de Vichy, l'arséniate de soude qui y existe à la dose de 2 et 3 milligrammes et dont on n'a pas tenu compte dans le mode d'action parfois purgative de ces eaux.

L'arsenic a pour propriété d'augmenter l'appétit (on sait combien cet effet est rapidement produit par les eaux de Vichy) d'où une plus grande quantité d'aliments ingérés ; les selles deviennent alors plus fréquentes. L'arsenic rend de grands services chez les dyspeptiques (1) en réveillant l'appétit et faisant disparaître la constipation si fréquente dans cette maladie. En effet, les doses de 5 à 10 milligrammes et souvent des doses moindres d'acide arsénieux suffisent pour vaincre au bout de quelques jours la constipation. Puisque quelques milligrammes d'acide arsénieux rétablissent les selles chez les personnes habituellement constipées, on comprend quel pourra être l'effet produit par l'arséniate de soude qui existe dans l'eau de Vichy à la dose de 2 à 3 milligrammes (2). Cette action est lente et ne se manifestera qu'après quelques jours; les selles deviendront normales et à un degré de plus il y aura de la diarrhée.

Après avoir passé en revue les différents principes des eaux de Vichy qui peuvent avoir une action sur les fonctions intestinales, on comprend pourquoi ces eaux ont des effets si variables, tantôt purgeant, tantôt constipant, tantôt ne modifiant pas les garde-robes.

(1) Mes maîtres dans les hôpitaux, Trousseau et Pidoux, avaient compris toute l'importance du rôle que joue l'arsenic dans les eaux minérales.

« Il est aujourd'hui parfaitement démontré que plusieurs sources minérales, et entre autres l'eau de Vichy, contiennent une dose d'arsenic appréciable pas l'analyse. Or, qui sait si cette dose d'arsenic jusqu'ici négligée n'entrerait pas pour quelque chose dans certaines guérisons de maladies chroniques des voies digestives, dont on attribue tout l'honneur aux sels alcalins. » *Traité de thérapeutique.*

(2) Le docteur Isnard a traité dans *Marseille médical* (février 1872) de l'action de l'arsenic dans la constipation.

Ses observations ne font que confirmer les miennes. Il emploie ce médicament à la dose de 6 à 10 milligrammes « chez quelques personnes il convient de donner des quantités plus faibles. »

Le mode de fonctionnement de l'intestin n'est dans le traitement par les eaux de Vichy qu'une résultante d'actions très-diverses et contraires. Tandis que, d'un côté, le sel alcalin provoquant la diurèse fera naître la constipation, de l'autre, l'arsenic excitera les contractions intestinales et augmentera les sécrétions. De cette lutte dont l'organisme sera le siége (l'hypersécrétion urinaire contre-balançant celle de l'intestin) résulteront des modifications variables.

Si l'arsenic joue un rôle dans l'action purgative de l'eau de Vichy, on comprend pourquoi, malgré la diarrhée, ces eaux modifient si avantageusement les fonctions digestives ; ce qui n'aurait pas lieu si la purgation était due à des sels qui augmenteraient la quantité des succs intestinaux sans réveiller l'appétit et reconstituer l'économie.

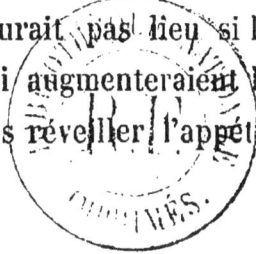

Paris. Imp. Félix Malteste et Cᵉ, rue des Deux-Portes-Saint-Sauveur, 22

84

DU MÊME AUTEUR :

TRAITEMENT

DES

MALADIES DES VOIES URINAIRES

PAR LES EAUX DE VICHY

Paris. — Impr. FÉLIX MALTESTE et Cie, rue des Deux-Portes-Saint-Sauveur, 22.

www.ingramcontent.com/pod-product-compliance
Lightning Source LLC
Chambersburg PA
CBHW070723210326

41520CB00016B/4440